BEI GRIN MACHT SICH IHR WISSEN BEZAHLT

- Wir veröffentlichen Ihre Hausarbeit,
  Bachelor- und Masterarbeit

- Ihr eigenes eBook und Buch -
  weltweit in allen wichtigen Shops

- Verdienen Sie an jedem Verkauf

Jetzt bei www.GRIN.com hochladen und kostenlos publizieren

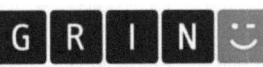

Konzepte und Strategien der individuellen Gesundheitsförderung. Präventionsmaßnahme in Form eines Kursprogrammes

GRIN

Bibliografische Information der Deutschen Nationalbibliothek:

Die Deutsche Nationalbibliothek verzeichnet diese Publikation in der Deutschen Nationalbibliografie; detaillierte bibliografische Daten sind im Internet über http://dnb.d-nb.de abrufbar.

ISBN: 9783346413192
Dieses Buch ist auch als E-Book erhältlich.

© GRIN Publishing GmbH
Nymphenburger Straße 86
80636 München

Druck und Bindung: Books on Demand GmbH, Norderstedt Germany
Gedruckt auf säurefreiem Papier aus verantwortungsvollen Quellen

Das Buch bei GRIN: https://www.grin.com/document/1019924

Deutsche Hochschule für
Prävention und Gesundheitsmanagement
Hermann Neuberger Sportschule 3
66123 Saarbrücken

<u>Bitte Zutreffendes ankreuzen:</u>

x   **Hausarbeit**

—   **Skript**

Modul:	**Konzepte und Strategien der individuellen Gesundheitsförderung**
Studiengang:	**BGM**
Datum Präsenzphase:	**24. – 26.08.2020**
Studienort:	**Köln**
Aufgabe:	**Eine Präventionsmaßnahme in Form eines Kursprogramms in einem der prioritären Handlungsfelder Bewegungsgewohnheiten, Ernährung oder Stressmanagement gemäß den im „Leitfaden Prävention - Handlungsfelder und Kriterien nach § 20 Abs. 2 SGB V, Leitfaden Prävention in stationären Pflegeeinrichtungen nach § 5 SGB XI" (GKV-Spitzenverband, 2018) definierten Qualitätskriterien zu entwickeln.**

Inhaltsverzeichnis

1 Grundlegende Informationen zur Präventionsmaßnahme

1.1 Bezeichnung des Kursangebots

Bei dem Kursangebot soll sich, jung und alt, fit bis unfit, und geschlechterübergreifend, Jeder angesprochen fühlen. Daher wurde der Titel des Programms möglichst neutral gewählt:„Starke Muskeln für eine gestärkte Gesundheit".

„Starke Muskeln" sowie eine „gestärkte Gesundheit" kann egal welchen Gesundheits-zustandes, Geschlechts oder Alters jeder gebrauchen und sich jeder damit identifzieren. Prävention soll die Gesundheit fördern, festigen, stabilisieren oder in irgendeiner Weise begünstigen. Den präventiven Teilgedanke findet jener in „gestärkte Gesundheit" wie-der.

1.2 Handlungsfeld und Präventionsprinzip

Gemäß dem Leitfaden des GKV-Spitzenverbandes (2018, S.50) orientiert sich das Kursangebo an dem zentralen Handlungsfeld „Bewegungsgewohnheiten" und seinen Präventionsprinzipien. Das bedeutet, dass das Kursprogramm sowohl gesundheitssport-liche Aktivitäten zur Reduktion von Bewegungsmangel beinhaltet, als auch geeignete verhaltens- und gesundheitsorientierte Bewegungsprogramme die spezielle gesundheit-liche Risiken vorbeugen und reduzieren.

1.3 Bedarf

Bewegungsmangel und die damit verbundene niedrige körperliche Fitness, sind laut GKV-Leitfaden (2018, S.60) zentrale Risikofaktoren vor allem für die Enstehung von Herz-Kreislauf-, Stoffwechsel-, und Muskel-Skelett-Erkrankungen sowie die Minde-rung der Selbstständigkeit im Alter. Zu dem heißt es im GKV-Leitfaden für Prävention (2018, S.60), dass die Folgen körperlicher Inaktivität als das „zentrale Gesundheitsprob-lem des dritten Jahrhunderts" gilt.

150 Minuten ausdauerorietierte Bewegung, bei mäßiger Intensität oder 75 Minuten bei intensiver Intenistät, in der Woche und zusätzlich, zwei mal wöchentlich, eine muskel-kräftigende Tätigkeit, ist die derzeitige Empfehlung, für Erwachsene, der Weltgesund-heitsorganisation (World Health Organization (2010)). Dieser Mindestanspruch an kör-

perlicher Aktivität wird derzeit von 10-20% der Erwachsenen in Deutschland erreicht (GKV Spitzenverband Leitfaden Prävention 2018, S.60).

1.3.1 Epidemiologische Daten zur Prävalenz/Indizien des Gesundheitsproblems

Rückenschmerzen sowie Kniegelenksarthrose gehören zu den Erkrankungen des Muskel- und Skelett-Systems und zu den 30 häufigsten Einzeldiagnosen in der ambulanten Versorgung, daraus folgt dass Rückenschmerzen die häufigsten Beschwerden der Bevölkerung darstellt (Robert-Koch-Institut[RKI], 2015, S.69). Hierzulande leiden ca. 17% der Männer und 25% der Frauen unter chronischen Rückenschmerzen (RKI, 2015, S.68) und bis zu 85% der Bevölkerung leideten mindestens einmal an Rückenschmerzen in ihrem Leben (Schmidt et al., 2007). Zudem geben Personen mit niedrigem Sozialstatus häufiger an unter Rückenschmerzen zu leiden, als Personen mit mittlerem oder hohem Sozialstatus (Raspe, 2012, S.11; RKI, 2015, S.70).

1.3.2 Mögliche Ursachen und Risikofaktoren des Gesundheitsproblems

Kategorisiert man Rückenschmerzen, so wird zwischen spezifischen Rückenschmerzen, welche als Folge einer Verletzung, Entzündung oder Erkrankung resultieren, und unspezifischen, welche häufig durch Fehlbelastung und folgenden muskulären Verspannungen heinhergehen, unterschieden. Die Tatsache, dass schätzungsweise 80% der Rückenschmerzen unspezifischer Herkunft sind, stellt ein Problem in der Bekämpfung dar (Raspe, 2012, S.10). Eine Verschlimmerung der Schmerzen kann durch Lebensstilfaktoren wie Bewegungsmangel oder Stress entstehen (RKI, 2015, S.69). Hinzu kommt, dass psychosoziale Faktoren wie Angst, Arbeitsunzufriedenheit, Stress sowie Belastungen am Arbeitsplatz, beispielsweise schweres Tragen oder Heben, langes Stehen und eine ungünstige Köperhaltung, als auch Lebenstilfaktoren wie Übergewicht und mangelnde körperliche Aktivität, die Entstehung und den Verlauf von Rückenschmerzen beeinflussen (Raspe, 2012, S.9; RKI, 2015, S.70). Der Risikofaktor „langjährige und sehr schwere körperliche Arbeit", ist als Dieser gesetzlich anerkannt (Raspe, 2012, S.10).

1.3.3 Mögliche Auswirkungen des Gesundheitsproblems

Eine eingeschränkte subjektive Gesundheit, sowie der Leistungsabfall im Beruf, Alltag und Freizeit zählen zu den Folgen von Rückenschmerzen. Bei Beschäftigten führt das zu einer verminderten Arbeitsproduktivität durch Arbeitsausfälle (Raspe, 2012, S.15). Bei den Krankenkassen AOK, Barmer, BKK, und der Deutschen Angestellten Krankenkasse, sind Rückenschmerzen auf Platz eins der Krankheiten mit den meisten AU-

Tagen (Knieps & Pfaff, 2015, S. 81; Raspe, 2012, S. 15). 2013 waren Muskel- und Ske-lett-Erkrankungen für den Ausfall von 22,7 Milliarden Euro an Bruttowertschöpfung verantwortlich. 42%, sprich ca. 9,5 Milliarden Euro, aufgrund von Rückenschmerzen (Knieps & Pfaff, 2015, S.83, S.233). Zudem sind, nach psychischen Störungen, die Muskel-Skelett-Erkrankungen der zweithäufigste gesundheitliche Grund einer Frühbe-rentung (RKI, 2015, S.140).

1.4 Wirksamkeit

Tab.1: Evidenzbasierte Handlungsempfehlungen zur Prävention von Rückenschmerzen (modifiziert nach Pfeifer, 2004)

Vollständiger bibli-ografischer Nach-weis	Pfeifer, K. (2004). *Expertise zur Prävention von Rückenschmerzen durch bewegungsbezogene Interventionen.* Magdeburg: Otto-von-Guericke Universität. Zugriff am 03.10.2020. Verfügbar unter https://www.bertelsmann-stif-tung.de/fileadmin/files/BSt/Presse/imported/downloads/xcms_bst_dms_15359__2.pdf
Darstellung der zentralen evidenzbasierten Handlungsempfeh-lungen zur Präven-tion	Bewegungsprogramme die regelmäßig über 12 Wochen durchgeführt werden und dabei einen hohen Eigenwahrnehmungs-, Selbststeue-rungs-, und Aktivitätsanteil haben, sind besonders erfolgsversprechen-de Präventionsmaßnahme von Rückenbeschwerden. Das Vermitteln von Informationen, Interventionen und Strategien, die das Verhalten und die Einstellung bei Rückenschmerzen positiv beeinflussen, spielen ebenfalls eine große Rolle. Wie zum Beispiel in Situationen der Schmerzbewältigung, und –bewertung. Hierbei ist es ratsam sich auf den Wissensaufbau, um schmerzbezogene Kognitionen und subjektive Theroien beeinflussen zu können, sowie auf das Vermitteln von Ent-spannungstechniken, zu beziehen. Außerdem soll der Kurs Informatio-nen zur Verbesserung der körperlichen Fitness und deren positive Auswirkungen übermitteln. Ein erfolgreicher Präventionskurses, bein-haltet ebenfalls die Beachtung des biopsychosoziale Modells und des Angst-Vermeidungsverhaltens durch die Rückenschmerzen. Zusam-mengefasst hängt der Erfolg eines Präventionsprogramms davon ab, ob die Stärkung der rückenbezogene physische und psychosoziale Gesundheitsressourcen gefördert, und die für die Entstehung von Rü-ckenschmerzen identifizierten Risikofaktoren berücksichtigt, werden.

Erläuterung der Bedeutung der Handlungsempfehlungen für die geplante Präventionsmaßnahme	Für einen erfolgreichen Rücken-Präventionskurs ist eine regelmäßige Aktivität über 12 Wochen, das Vermitteln von Informationen, die Stärkung der physischen und psychosozialen Gesundheitsressourcen und das identifizieren der Risikofaktoren unerlässlich.

1.5 Zielgruppe

Die folgende Tabelle beschreibt die Zielgruppe des geplanten Präventionskurses.

Tab.2: Darstellung der Zielgruppe

Soziodemografische Merkmale	Das Kursprogramm soll geschlechterunspezifisch, erwerbstätige Menschen im Alter zwischen 18 und 35 ansprechen.
Sozialstatus	Personen mit niedrigem sozialen Status; geringer Bildungsgrad; Personen mit geringem Einkommen
Gesundheitsrisiken/-belastungen	Das Präventionsprogramm bezieht sich auf Personen mit: • bewegungsarmen Lebensstil, von weniger als 60 Minuten körperlicher Aktivität pro Woche aufweisen • einem selbst eingeschätzten hohen Risiko an Rückenschmerzen zu erleiden. • die innerhalb der letzten 12 Monate an Rückenschmerzen gelitten haben, aber im Moment beschwerdefrei sind (Pfeifer, 2004, S. 56). • Normalen Ernährungsgewohnheiten • Normalem Alkoholkonsum (Kein Missbrauch/ Suchtverhalten) , damit es anschließend nicht zu Beeinträchtigungen der Abläufe kommen kann.
Kontraindikationen	• Personen mit einem BMI größer 25 sind von der Teilnahme am Präventionsprogramm ausgeschlossen. • Personen die akut unter Rückenbeschwerden oder an Erkrankungen des Bewegungsapparats, wie z.B. Bandscheibenvorfällen, leiden • Dafür wird vor Beginn des Präventionsgrammes der Kontraindikationsbogen der Konföderation der

1.6 Ziele der Maßnahme

Abgeleitet, unter Berücksichtigung der Wirksamkeit von Präventionsmaßnahmen für Rückenschmerzen wie in 1.4 aufgezeigt, wurden die folgenden drei übergeordneten Ziele des Präventionskurses.

Laut Pfeifer (2014, S. 50) handelt es sich unter Anderem um:

1.6.1 Wissensvermittlung

Das Vermitteln von Wissen zum Thema Rückenschmerzen. Da die angesprochene Zielgruppe einen niedrigen Nildungsgrad und/oder Sozialstatus hat, wird davon ausgegangen, dass die Thematik nicht bekannt ist oder das Wissen über Ursachen, Beeinflussung und Bedeutung von Rückenschmerzen, nicht vorhanden ist. Ebenso wird davon ausgegangen, dass Strategien und Konzepte zur Problemlösung/-vermeidung, weder bekannt sind, noch beherrscht werden.

1.6.2 Bindung an körperliche Aktivität

Personen mit geringer körperlichen Aktivität, die für den Kurs vorgesehen sind, sollen körperlich aktiver werden und eine Bindung zur Aktivität aufbauen, da Interventionen, wenn sie regelmäßig über einen längeren Zeitraum ausgeführt werden erfolgsversprechend sind.

1.6.3 Verbesserung der gesundheitsbezogenen Fitness

Das dritte Ziel beschäftigt sich mit der Art der körperlichen Aktivität und den Risikofaktoren. Die Interventionen, welche durchgeführt werden, sollen sich zudem speziell auf die Verbesserung gesundheitsbezoger Fitness des Handlungsfelds Rückenschmerzen beziehen. Im Falle des Kursprogramms, stellt das zum Beispiel ein Krafttraining der Rumpf und Rückenmuskulatur dar. Beachtet werden soll in diesem Zusammenhang auch die Vermeidung der Dekonditionierung. Das heißt zum Beispiel die Verhinderung des Abbaus von bereits antrainierter Rumpfmuskulatur und die dadurch folgende Steigerung von Risikofaktoren.

2 Inhaltlich-organisatorische Grobplanung des Kursprogramms

Tab.3: Inhaltlich-organisatorische Grobplanung des Kursprogramms

Kursinhalte (bitte Begründung im Fließtext im Anschluss an die Tabelle nicht vergessen!)	• Wissensvermittlung über Anatomie des Rückens, Ursachen von Rückenschmerzen und Stärkung des Problembewusstseins • Vermittlung von Konzepten und Strategien zur Förderung der Selbstwirksamkeitserwartung und Bindung an gesundheitssportliche Aktivitäten • Körperlicher Aktivität zur Steigerung der gesundheitsbezogenen Fitness • Senkung von Risikofaktoren durch Kraft-, Ausdauer-, Beweglichkeits- und Koordinationstraining
Kursdauer (in Wochen)	12 Wochen
Kurseinheiten (Anzahl)	Eine Einheit pro Woche
Kurseinheiten (Dauer)	90 Minuten
Zeitaufteilung Theorie/Praxis	20-30 Minuten Theorie 60-70 Minuten Praxis
Teilnehmerzahl (min. / max)	Mindestens 6 Personen Maximal 15 Personen
Benötigte Ressourcen	• Räumlichkeiten: Sporthalle oder Kursraum • Trainingsgeräte/Hilfsmittel: Balance Pads, Gummibänder, Gymnastikbälle, Klein- und Langhanteln und dazugehörige Gewichtsscheiben sowie Gymnastikmatten • Medien: Musikanlage, Flipchart, Computer mit Beamer • Teilnehmerunterlagen: Handouts, Fragebögen, Sammelmappen
Kursleiter	• z.B. Physiotherapeuten, Krankengymnasten, Sportlehrkräfte, Gymnastiklehrkräfte, Ärzte oder Sportwissenschaftler (Abschlüsse: Dip-

	lom, Staatsexamen, Magister, Master, Bachelor) mit einer Lizenz zur Durchführung der Rückenschule (GKVSpitzenverband, 2018, S. 54).
Kursanbieter	Fitness- und Gesundheitsanlage, welche Kursräumlichkeiten besitzen

2.1 Begründung

Im Theorieteil des Kursprogramms soll das biopsychosoziale Modell, den Zusammenhang von Rückenschmerzen mit den seelisch-körperlichen und öko-sozialen Faktoren, in denen sich die Personen befinden, verdeutlichen. Desweiteren sind die theoretischen Inhalte so gewählt, dass das Verständnis für den eigenen Körper, die Verbesserung der körperlichen Fitness und deren positive Auswirkungen auf den Körper und die Psyche sowie das Verständnis für die Schmerzprävention und Risikofaktoren, erweitert wird.

Der praktische Teil soll durch sportliche Spiele, Kennenlernspiele und Auflockerungsspiele sowie Übungen zur Steigerung der Kraft-, Ausdauer- und Koordinationsfähigkeit, die Aktivität und die Eigenwahrnehmung der Teilnehmer erhöht werden. Um verschiedene Entspannungstechniken zu vermitteln, beinhaltet das Kursprogramm ebenfalls Lockerungs- und Entspannungsübungen. Ebenso soll durch den Praxisteil das Körpergefühl verbessert und die Motivation für körperliche und/oder sportliche Aktivität im Alltag positiv beeinflusst werden.

3   Inhaltlich-methodische   Detailplanung   des   Kursprogramms

Tab.4: Inhaltlich-methodische Detailplanung des Kursprogramms

Wo-che/ Kurs-ein-heit	Hauptthema der Kursein-heit	Lernziele/-inhalte	Umsetzungsaspekte
1/KE1	Kennenler-nen/Einführung	**Theorie:** **Lernziele:** - Teilnehmer und Kursleiter/in sollen sich sowie den den Kursablauf und die Organisation kennenlernen - Hintergrundwissen zum Thema erlangen und sich mit dem Problem Rückenschmerzen auseinandersetzen **Lerninhalte:** -Fragebogen ausfüllen ; sammeln von Erfahrung und Vorwissen zum Thema Rückenschmerzen und Erwartungen an den Kurs; Ergänzung von Informationen (Ursachen, Verlauf und Lösungen) durch den Kursleiter ;Feedback zur Stunde **Praxis:** **Lernziele:** - die anderen Teilnehmer kennenlernen ; eigene Körperwahrnehmung verbessern; erlernen von Übungen zu Stärkung der Muskulatur; eine Entspannungstechnik kennenlernen ; positive Bewegungserfahrungen sammeln **Inhalte:** - Aufwärmen durch Bewegungs- und Kennenlernspiel ; 2-4 funktionsgymnastischen Übungen durchführen; Entspannungsverfahren Traumreise durchführen	**Organisationsformen:** -Gruppengespräche und befragungen -Sammlung von Erfahrungen auf der Flipchart -Präsentation von Hintergrundwissen über den Beamer -Übungsanleitung und Korrektur durch den Kursleiter -Aktivitätstagebuch als Hausaufgabe für die restliche Zeit des Kurses **Medien:** Flipchart, PC mit Beamer, Musikanlage mit Entspannungsmusik, Handouts, Sammelmappen, Fragebögen **Hilfsmittel:** Gymnastikmatten, Gymnastikbälle, Gummibänder
2/KE2	Aufbau der Wirbelsäule und richtige Bewegungs-abläufe im Alltag	**Theorie:** **Lernziele:** -Aufbau der Wirbelsäule kennenlernen und verstehen; Rückenschmerzen und ihren Ursachen differenzieren können ; richtige Bewegungsabläufe in Alltagssituationen kennenlernen **Inhalte:** -Wiederholung+ Besprechung der letzten Stunde und Aktivitätstagebuch; Ursachen von Rückenschmerzen; Darstellung von Bewegungsmöglichkeiten der Wirbelsäule und Bezug zum Alltag -Feedback zur Stunde	**Organisationsformen:** -Gruppengespräche und befragungen, - Übungsanleitung und Korrektur durch Kursleiter - Flipchart und Beamer zur Präsentation und Veranschaulichung der Anatomie **Medien:** Flipchart, PC mit Beamer, Musikanlage mit Entspannungsmusik, Handouts

Wo-che/ Kurs-ein-heit	Hauptthema der Kursein-heit	Lernziele/-inhalte	Umsetzungsaspekte
		Praxis: **Lernziele:** -lernen Bewegungen im Alltag richtig auszuführen -Übungen zur Stärkung der Rumpfmuskulatur kennenler-nen -Körperwahrnehmung verbessern -eine weitere Entspannungstechnik kennenlernen **Inhalte:** -Allgemeines Aufwärmen durch Bewegungsspiel Durchführung von: Alltagsbewegungen , 2-4 funktions-gymnastischen Übungen, einer Körperreise	Hilfsmittel: Gymnastikmat-ten, Kleinhanteln, Gummi-bänder, Gymnastikbälle
3/KE3 + 4/KE4	**Anatomie der Rückenmus-kulatur und Verbesse-rung der Körperwahr-nehmung**	**Theorie:** **Lernziele:** - Muskeln und ihrer Funktion für die Gesundheit des Rü-ckens kennenlernen und verstehen -die Bedeutung von Dehnungsreizen auf den Körper kennenlernen **Inhalte:** -Wiederholung der letzten Stunde und Besprechung Aktivitätstagebuch -Informationen zu Funktion und Anato-mie der Rückenmuskulatur -Positive Effekte des Dehnens auf den Körper -Feedback zur Stunde **Praxis:** **Lernziele:** -Besserung der Körperwahrnehmung -Vertiefung bereits gelernte Übungen -Dehnungsübungen kennenlernen -eine weitere Entspannungstechnik kennenlernen **Inhalte:** -Allgemeines Aufwärmen durch Bewegungsspiel -Wiederholung von bereits gelernten Übungen -Durchführung von Dehnübungen und einer progressiven Muskelrelaxation	**Organisationsformen:** -Gruppengespräche und befragungen -Flipchart und Beamer zur Präsentation und Veran-schaulichung der Anatomie - Wiederholen von Übungen in Kleingruppen - Korrektur durch den Kursleiter -Anleitung und Korrektur von Dehnübungen durch den Kursleiter **Medien:** Handouts, Flipchart, PC mit Beamer, Musikanlage mit Entspannungsmusik, **Hilfsmittel:** Gymnastikmatten, Gymnas-tikbälle, Gummibänder
5/KE5	**Anpassungs-effekte des Körpers bei körperlicher Belastung und Verbes-serung der Körperwahr-nehmung**	**Theorie:** **Lernziele:** -Kennenlernen und Verstehen von wichtigen Anpassungs-effekten des Körpers auf Belastungen und von koordinativen Belastungsreizen auf den Körper und deren Bedeutung **Inhalte:** -Wiederholung+Besprechung der letzten Stunde und Aktivitätstagebuch -Informationen zu Anpassungseffekten des Körpers (Mus-	**Organisationsformen:** -Gruppengespräche und befragungen - Wiederholen von Übun-gen in Kleingruppen - Korrektur durch den Kurslei-ter -Anleitung + Korrektur von Koordinationsübungen durch den Kursleiter

11/20

Wo- che/ Kurs- ein- heit	Hauptthema der Kursein- heit	Lernziele/-inhalte	Umsetzungsaspekte
		keln, Knochen, Bänder, Sehnen, etc.) auf Belastungen -Bedeutung der Koordination für die Stabilität -Feedback zur Stunde **Praxis:** **Lernziele:** -Koordinationsübungen -Körperwahrnehmung verbessern -Vertiefung bereits gelernter Übungen -eine Entspannungstechnik vertiefen **Inhalte:** -Allgemeines Aufwärmen durch Bewegungsspiel -Wiederholung von bereits gelernten Übungen - Durchführung von Koordinationsübungen und progressive Muskelrelaxation	**Medien:** Handouts, Flipchart, PC mit Beamer, Musikanlage mit Entspannungsmusik **Hilfsmittel:** Balance Pads, Gymnastik- matten, Gymnastikball
6/KE6 + 7/KE7	Strategien und Konzepte um körperli- che Aktivität in den Alltag einzubauen	**Theorie:** **Lernziele:** -lernen einen Trainingsplan zu erstellen -Strategien und Konzepte kennenlernen um auch im Alltag körperlich aktiv zu bleiben um Selbstwirksamkeitserwar- tung stärken **Inhalte:** -Besprechung + Wiederholung der letzten Stunde und Aktivitätstagebuch -Gemeinsames Erstellen eines Trainingsplans -Feedback zur Stunde **Praxis:** **Lernziele:** -Übungen zur Stärkung der Rumpfmuskulatur -Verbesserung der Körperwahrnehmung -eine Entspannungstechnik vertiefen **Inhalte:** -Allgemeines Aufwärmen -Durchführung des Trainingsplans ,2-4 neuer Übungen mit dem Schwerpunkt Kräftigung und der progressive Muskelrelaxation	**Organisationsformen:** -Gruppengespräche und befragungen -Trainingsplanerstellung in Kleingruppen (Hilfe durch Kursleiter) - Trainingspläne in Klein- gruppen präsentieren -Übungsanleitung und Korrektur durch den Kurslei- ter **Medien:** Trainingsplan Handouts , Flipchart, PC mit Beamer, Musikanlage mit Entspan- nungsmusik, **Hilfsmittel:** Gymnastikmatten, und - bälle, Gummibänder, Ba- lance Pads, Kleinhanteln, Langhanteln mit Gewichts- scheiben
8/KE8 + 9/KE9	Strategien und Konzepte zum richtigen Verhalten bei Episoden von Rücken-	**Theorie:** **Lernziele:** -Selbstwirksamkeitserwartung stärken durch das Vermit- teln von Strategien und Konzepten für das richtige Verhal- ten bei Rückenschmerzepisoden	**Organisationsformen:** -Gruppengespräche und befragungen -Wiederholen von Übungen in Kleingruppen

Wo- che/ Kurs- ein- heit	Hauptthema der Kursein- heit	Lernziele/-inhalte	Umsetzungsaspekte
	schmerzen	**Inhalte:** -Besprechung + Wiederholung der letzten Stunde und Aktivitätstagebuch -Vermittlung von Strategien und Konzepten -Feedback zur Stunde **Praxis:** **Lernziele:** -Verbesserung der Körperwahrnehmung -bisher erlernte Übungen sowie Entspannungstechnik vertiefen -Übungen zur Kräftigung **Inhalte:** - Aufwärmen -Wiederholung des Trainingsplans -Durchführung 2-4 neuer Übungen mit dem Schwerpunkt Kräftigung und einer Körperreise	-Anleitung und Korrektur neuer Übungen durch den Kursleiter **Medien:** Handouts, Flipchart, PC mit Beamer, Musikanlage mit Entspannungsmusik **Hilfsmittel:** Gymnastikmatten, und - bälle, Gummibänder, Ba- lance Pads, Kleinhanteln, Langhanteln mit Gewichts- scheiben
10/KE 10	Strategien und Konzepte zur Bindung an körperli- che Aktivität und das Aufrechter- halten der Motivation	**Theorie:** **Lernziele:** -Vermitteln von Strategien und Konzepten zur Aufrechter- haltung der Motivation und Bindung an körperliche Aktivität um Selbstwirksamkeitserwartung zu stärken **Inhalte:** -Wiederholung und Besprechung -Vermittlung von Strategien und Konzepten -Feedback zur Stunde **Praxis:** **Lernziele:** -Verbesserung der Körperwahrnehmung - Übungen vertiefen -Neue Übungen zur Stabilisation kennenlernen -Vertiefung eines Entspannungsverfahrens **Inhalte:** - Aufwärmen - Wiederholung des Trainingsplans -Durchführung 2 neuer Übungen mit dem Schwerpunkt Stabilisation und einer Traumreise	**Organisationsformen:** -Gruppengespräche und befragungen - Wiederholen von Übungen in Kleingruppen -Übungsanleitung und Korrektur durch den Kurslei- ter **Medien:** Handouts, Flipchart, PC mit Beamer, Musikanlage mit Entspannungsmusik **Hilfsmittel:** Gymnastikmatten, und - bälle, Gummibänder, Ba- lance Pads, Kleinhanteln, Langhanteln mit Gewichts- scheiben
11/KE 11	Ausblick nach Ab- schluss des Kurspro-	**Theorie:** **Lernziele:** -Sportanbietern und Bewegungsmöglichkeiten kennenler- nen	**Organisationsformen:** -Gruppengespräche und befragungen -Vormachen einzelner

13/20

Wo-che/ Kurs-ein-heit	Hauptthema der Kursein-heit	Lernziele/-Inhalte	Umsetzungsaspekte
	gramms auf Bewegungs-möglichkei-ten und Sportalterna-tiven	- Selbstwirksamkeitserwartung stärken durch Erstellung eines Trainingsplans **Inhalte:** -Wiederholung und Besprechung -Darstellung der Verschieden Bewegunganbieter und Bewegungsmöglichkeiten - Erstellung eines Trainingsplans für Zuhause → zur Stabi-lisation + Stärkung der Rumpfmuskulatur -Feedback zur Stunde **Praxis:** **Lernziele:** -Verbesserung der Körperwahrnehmung - Selbstwirksamkeitserwartung durch eigenständiges Vormachen der Übungen -Vertiefung einer Entspannungstechnik **Inhalte:** - Aufwärmen -Vormachen einzelner Übungen des Trainingsplans -Durchführung der progressive Muskelrelaxation	Übungen in Kleingruppen durch die Teilnehmer **Medien:** Handouts,Flipchart, PC mit Beamer, Musikanlage mit Entspannungsmusik **Hilfsmittel:** Gymnastikmatten, und -bälle, Gummibänder, Ba-lance Pads, Kleinhanteln, Langhanteln mit Gewichts-scheiben
12/KE 12	Abschluss und Zusam-menfassung	**Theorie:** **Lernziele:** -Vertiefung der bereits gelernten Konzepte und Strate-gien um Selbstwirksamkeitserwartung zu stärken und die Bindung an körperliche Aktivität zu stärken **Inhalte:** -Wiederholung und Besprechung -Wiederholung der Wichtigsten Elemente aus allen Stun-den -Fragebogen ausfüllen -Abschließendes Feedback **Praxis:** **Lernziele:** -Verbesserung der Körperwahrnehmung vertiefen – Stärkung der Selbstwirksamkeitserwartung durch das Vertiefen bereits gelernter Übungen -Vertiefen einer Entspannungstechnik **Inhalte:** - Aufwärmen -Durchführung des zuletzt erstellten Trainingsplans und der progressive Muskelrelaxation	**Organisationsformen:** -Gruppengespräche und befragungen -Durchführung des Trai-ningsplans in Kleingruppen durch die Teilnehmer **Medien:** Handouts, Fragebögen, Flipchart, PC mit Beamer, Musikanlage mit Entspan-nungsmusik **Hilfsmittel:** Gymnastikmatten, und -bälle, Gummibänder, Ba-lance Pads, Kleinhanteln, Langhanteln mit Gewichts-scheiben

4 Dokumentation und Evaluation des Kursprogramms

Tab.5: Evaluation des Kursprogrammes

Übergeordnetes Kursziel	Messbares Interventionsziel	Zielindikator	Erhebungsmethode	Erhebungsinstrument	Messzeitpunkte (t)
Steigerung der körperlichen Aktivität	Steigerung auf ein Minimum von 150 Min pro Woche	Körperliche Aktivität in Minuten/Woche	Standardisierte schriftliche Befragung	Freiburger Fragebogen zur körperlichen Aktivität	t0 = in der Woche vor Kursbeginn t1 = in der Woche nach der letzten Kurseinheit
Steigerung Muskelmasse	Steigerung um 2%	Muskelmasse in kg	Waage Bioelektrische Impedanzanalyse	Kalibriertes BIAMessgerät	t0 = in der Woche vor Kursbeginn t1 = in der Woche nach der letzten Kurseinheit
Steigerung der Selbstwirksamkeitserwartung	Steigerung um 4 Punkte	Selbstwirksamkeitserwartungssc ore in Punkten	Standardisierte schriftliche Befragung	Fragebogen zur allgemeinen Selbstwirksamkeitserwartung	t0 = in der Woche vor Kursbeginn t1 = nach der letzten Kurseinheit
Steigerung des allg. Gesundheitszustandes	Verringerung der Krakheitstage durch Rückenbeschwerden um 50%	Krankheitstage in einem Jahr	Standardisierte schriftliche Befragung	SF- 36 Fragebogen	t0 = in der Woche vor Kursbeginn t1 = 1 Jahr nach der letzten Kurseinheit

5 Literaturverzeichnis

GKV-Spitzenverband. (2014). *Leitfaden Prävention. Handlungsfelder und Kriterien des GKV-Spitzenverbandes zur Umsetzung der §§ 20 und 20a SGB V* vom 21. Juni 2000 in der Fassung vom 1.Oktober 2018. Berlin. Zugriff am 3.10.2020 unter https://www.vdek.com/content/dam/vdeksite/LVen/BRE/Presse/Bildarchiv/PDF s/Leitfaden-Pr%C3%A4vention%202018.pdf

Knieps, F. & Pfaff, H. (Hrsg.). (2015). *Langzeiterkrankungen Zahlen, Daten, Fakten.* BKK Gesundheitsreport 2015. Berlin: MWV Medizinisch Wissenschaftliche Verlagsgesellschaft. Zugriff am 3.10.2020 Verfügbar unter http://www.bkkdachverband.de/fileadmin/publikationen/gesundheitsreport_2015 /BKK_Gesundheitsreport_2 015.pdf

Pfeifer, K. (2004). *Expertise zur Prävention von Rückenschmerzen durch bewegungsbe zogene Interventionen.* Magdeburg: Otto-von-Guericke Universität. Zugriff am 3.10.2020. Verfügbar unter http://www.bertelsmannstiftung.de/fileadmin/files/BSt/Presse/imported/downloa ds/xcms_bst_dms_15359__2.pdf

Raspe, H. (2012). Rückenschmerzen. *(Gesundheitsberichterstattung des Bundes, Heft 53).* Berlin: Robert Koch-Institut. Zugriff am 3.10.2020. Verfügbar unter https://www.rki.de/DE/Content/Gesundheitsmonitoring/Gesundheitsberichterstat tung /GBEDownloadsT/rueckenschmerzen.pdf?__blob=publicationFile

Robert Koch-Institut. (2015). *Gesundheit in Deutschland.* (Gesundheitsberichterstattung des Bundes. Gemeinsam getragen von RKI und Destatis). Berlin: Robert Koch Institut. Zugriff am 3.10.2020. Verfügbar unter http://www.gbebund.de/pdf/GESBER2015.pdf

Schmidt, C. O., Raspe, H., Pfingsten, M., Hasenbring, M., Basler, H. D., Eich, W. et al. (2007). *Back pain in the German adult population: prevalence, severity, and sociodemographic correlates in a multiregional survey.* Spine, 32 (18), 2005–2011.

Schwarzer, R. & Jerusalem, M. (Hrsg.). (1999). *Skalen zur Erfassung von Lehrer- und Schülermerkmalen. Dokumentation der psychometrischen Verfahren im Rahmen der wissenschaftlichen Begleitung des Modellversuchs Selbstwirksame Schulen.* Zugriff am 3.10.2020. Verfügbar unter http://userpage.fu-berlin.de/~health/self/skalendoku_selbstwirksame_schulen. pdf

5.1 Tabellenverzeichnis

Anhang

Anhang 1: Fragebogen zur Selbstwirksamkeitserwartung

Tab.6: Fragebogen zur Allgemeinen Selbstwirksamkeitserwartung (modifiziert nach Schwarzer & Jerusalem, 1999)

Frage	Stimmt nicht	Stimmt eher nicht	Stimmt eher	Stimmt genau
1. Wenn sich Widerstände auftun, finde ich Mittel und Wege, mich durchzusetzen				
2. Die Lösung schwieriger Probleme gelingt mir immer, wenn ich mich darum bemühe.				
3. Es bereitet mir keine Schwierigkeiten, meine Absichten und Ziele zu verwirklich- en.				
4. In unerwarteten Situationen weiß ich im- mer, wie ich mich verhalten soll				
5. Auch bei überraschenden Ereignissen glaube ich, dass ich gut mit ihnen zurecht kommen kann.				
6. Schwierigkeiten sehe ich gelassen entge- gen, weil ich meinen Fähigkeiten immer vertrauen kann.				
7. Was auch immer passiert, ich werde schon klarkommen.				
8. Für jedes Problem kann ich eine Lösung finden.				
9. Wenn eine neue Sache auf mich zu kommt, weiß ich, wie ich damit umgehen kann.				
10. Wenn ein Problem auftaucht, kann ich es aus eigener Kraft meistern.				

Anhang 2: Freiburger Fragebogen zur körperlichen Aktivität (Frey, l. et al., 1999; leicht modifizierte Kurzform entnommen aus: Wagner, K., 2011, S. 141-142):

9.7 Freiburger Fragebogen zur körperlichen Aktivität

Fragen zur körperlichen Aktivität

Bitte beantworten Sie die folgenden Fragen zur körperlichen Aktivität für den Zeitraum vor Beginn Ihrer Rehabilitation.

	ja	nein
1. Sind Sie berufstätig (auch Hausfrau) oder in Ausbildung?...........	☐1	☐2

Wenn ja, welche Tätigkeiten beinhaltet Ihr Beruf/ Ihre Ausbildung hauptsächlich?

sitzende Tätigkeiten (z.B. Büro, Student...)	mäßige Bewegung (z.B. Handwerker, Hausmeister, Hausfrau...)	intensive Bewegung (z.B. Postzusteller, Wald- und Bauarbeiter...)
☐1	☐2	☐3

2. Waren Sie in der Woche vor Beginn Ihrer Reha zu Fuß unterwegs.

	ja	nein
a) ...z.B. auf dem Weg zur Arbeit oder zum Einkaufen?..................	☐1	☐2

Wenn ja, wie lange sind Sie dabei gegangen? insgesamt_____Minuten

	ja	nein
b) ...zum Spazierengehen?.........	☐1	☐2

Wenn ja, wie lange waren Sie in der Woche vor Beginn Ihrer Reha spazieren? insgesamt_____Minuten

3. Sind Sie in der Woche vor Beginn Ihrer Reha Fahrrad gefahren.

	ja	nein
a) ...zur Arbeit oder zum Einkaufen usw.?.........	☐1	☐2

Wenn ja, wie lange sind Sie dabei geradelt? insgesamt_____Minuten

	ja	nein
b) ...auf dem Heimtrainer bzw. auf Radtouren?.........	☐1	☐2

Wenn ja, wie lange sind Sie dabei geradelt? insgesamt_____Minuten

	ja	nein
4. Haben Sie einen Garten?.........	☐1	☐2

Wenn ja, wie viele Stunden haben Sie in der Woche vor Beginn Ihrer Reha dort verbracht? _____Stunden pro Woche

Davon waren _____Stunden Gartenarbeit

und _____Stunden Ruhe und Erholung

		ja	nein
5.	Steigen Sie im Alltag regelmäßig Treppen?.........................	☐1	☐2

Wenn ja: _____Stockwerke, _____mal am Tag

		ja	nein
6.	Sind Sie im letzten Monat vor Beginn Ihrer Reha geschwommen?...	☐1	☐2

Wenn ja: ca. _____Stunden im Monat (reine Schwimmzeit)

		ja	nein
7.	Haben Sie im letzten Monat vor Beginn Ihrer Reha Sport betrieben?.. (z. B. Jogging, Fußball, Handball, Federball, Squash, Gymnastik, Tennis,...)	☐1	☐2

Wenn ja, welchen Sport?

Beispiel:
1. *Dauerlauf* ca. *30* Minuten pro Woche
2. *Federball* ca. *2* Minuten pro Woche

1. _____ ca. _____Minuten pro Woche
2. _____ ca. _____Minuten pro Woche
3. _____ ca. _____Minuten pro Woche
4. _____ ca. _____Minuten pro Woche

		ja	nein
8.	Gehen Sie zu Tanzveranstaltungen?.........................	☐1	☐2

Wenn ja: _____mal/ Monat, je:_____Stunden

		ja	nein
9.	Gehen Sie kegeln?...	☐1	☐2

Wenn ja: _____mal/ Monat, je:_____Stunden

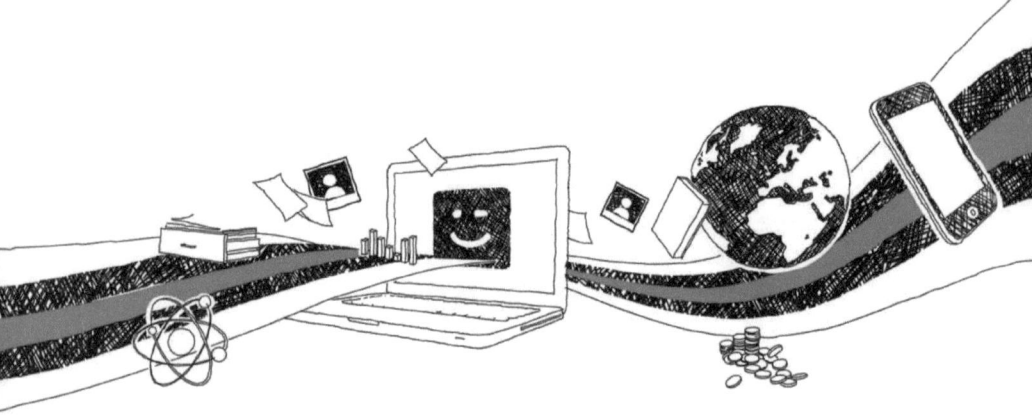
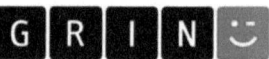